THÉORIE

DES CAUSES PHYSIQUES

QUI PRODUISENT

LE CHOLÉRA-MORBUS

ASIATIQUE,

ET DÉTERMINENT SA MARCHE CONSTANTE DES FRONTIÈRES SUD ET SUD-EST DE L'IN-
DOSTAN ET DE LA CHINE VERS LE PÔLE NORD-OUEST DE L'EUROPE,

PRÉSENTÉE A L'ACADÉMIE DES SCIENCES

PAR M. D'AGAR DE BUS, D'ISSOUDUN.

IMPRIMERIE DE H. COTARD, A ISSOUDUN.

Jusqu'ici la science n'a trouvé que des conjectures sur la nature du choléra-morbus asiatique ; elle n'en a même pu former sur la cause qui l'amène de si loin parmi nous. Voilà cependant où en est réduite la raison humaine chaque fois qu'elle prétend se rendre compte par ses propres facultés, et en dehors de la Révélation, des mystères d'une création dont le principe, les moyens et la fin ont été mis hors de sa portée par la puissance créatrice.

Aussi aucune de ses conjectures sur la cause du choléra n'a été reconnue vraie; et l'expérience, cette cour souveraine qui prononce en dernier ressort sur tous les systèmes, en a rejeté les conclusions.

Est-ce à dire qu'il faille renoncer à toute investigation sur un objet qui intéresse si éminemment la santé publique ? Non, sans doute. Continuons à mettre au service de l'humanité toutes les ressources de notre esprit; Dieu saura bien un jour nous récompenser de nos efforts et couronner nos recherches d'un succès inattendu, quand le moment fixé par ses décrets éternels sera arrivé.

Or, dans ce champ clos des conjectures où la lutte des intelligences est encore renfermée, la lice doit être ouverte à tous les hommes de bien, puisque son objet intéresse si fort l'humanité.

Sans doute, l'ignorant court grand risque d'être désarçonné à la première course; mais doit-il se décourager quand il considère l'importance du prix à conquérir, et que d'ailleurs il voit depuis long-temps succomber les plus habiles cavaliers?

Ne sait-il pas aussi que l'intelligence suprême se sert souvent des hommes les plus simples pour opérer les plus grandes choses; comme pour punir l'esprit humain de vouloir l'égaler en pénétration et en sagesse, et de trop s'enorgueillir de ses découvertes. C'est ainsi que des simples pâtres de l'Arabie découvrirent sans le savoir et signalèrent aux hommes de science les vertus hilarantes et diffusoires du *café*, mettant ainsi ces derniers sur la voie d'en faire l'application contre la coagulation du sang par l'*opium*. C'est encore à des causes semblables qu'il faut attribuer la découverte de l'*ipécacuanha*, ainsi que celle du *quinquina* : seul remède efficace contre les fièvres intermittentes et autres affections qui offrent un caractère périodique, etc.

Une fois persuadé, par ce qui précède, que le titre de *docteur* n'est pas précisément indispensable pour recevoir d'*en haut* une inspiration salutaire, moi, pauvre septuagénaire infirme, étranger à l'art de guérir, mais non à ce sentiment chrétien qui nous fait tout braver, même le ridicule, pour venir au secours de nos semblables, j'ose m'exposer à une critique sévère, en livrant à la publicité la théorie qui m'a été suggérée dans un moment de solitude et de méditation, dans l'espoir que des hommes plus instruits, prenant mon travail dans l'état informe où je l'ai laissé, pourront un jour le mener à bien..... C'est la loi du progrès en toutes choses.

Puissé-je être en cette circonstance l'instrument aveugle et docile dont se sera servi la Providence pour mettre la science sur la voie de la vérité, et, par suite, d'une efficace médication !

THÉORIE

DU CHOLÉRA ASIATIQUE.

————•——

Ce qui m'a donné l'idée de ce travail.

La lecture que j'ai faite de la brillante introduction placée par M. Ch.
Martins en tête de l'*Annuaire météorologique pour* 1849, dont la publication
a été remarquée pour les savantes observations que ce livre contient, m'a
donné la première idée du système que je mets humblement sous les yeux
de l'Académie.

En effet, parmi les avantages qu'offre la météorologie à l'étude et l'application de la physique, de la botanique, de l'agriculture, des travaux publics,
de la géologie, de la sylviculture, etc., l'auteur de cette introduction signale
particulièrement les services qu'elle peut rendre à *la médecine* et à *l'hygiène
publique*. « C'est encore à la météorologie et à la physique du globe, dit-il,
« que le médecin philosophe doit demander la cause de ces grandes épidé-
« mies qui, à certains intervalles, parcourent le monde, en laissant derrière
« elles le deuil et la désolation. Il n'y a que de grandes influences atmosphé-
« riques et telluriques qui puissent, par exemple, nous expliquer la marche
« d'un fléau qui, du *fond de l'Inde, arrive à l'extrémité de l'Europe,* franchit
« tous les obstacles, défie toutes les méthodes de guérison, s'aggrave, se ra-
« lentit, cesse ou reparaît sans que nous puissions nous rendre compte de
« ses oscillations.

« Quelles sont donc *les puissances* inconnues qui lui tracent son itinéraire,
« déterminent la durée de ses étapes, augmentent sa violence ou arrêtent ses
« ravages? C'est un problème qu'une seule science est incapable de résou-
« dre; il demande le concours de toutes les connaissances humaines; mais il
« est évident que l'air et la terre sont les milieux à travers lesquels le mal se

« transmet. C'est donc la météorologie et la physique du globe qui doivent
« être interrogées en premier lieu, et elles nous révéleront probablement un
« jour le secret de ces grandes épidémies qui affligent l'humanité. »

Eh bien ! loin d'avoir toutes les connaissances humaines, et au contraire,
dans mon insuffisant savoir, je crois fermement avoir, à l'aide d'une inspiration surnaturelle, rencontré la solution ou aidé la véritable science à trouver
la solution du PROBLÈME, c'est-à-dire l'avoir mise sur la voie de la découverte
des *puissances inconnues* qui produisent et conduisent constamment le fléau
jusqu'à nous. C'est à présent à la médecine à trouver les moyens de com-
battre victorieusement ces puissances par une médication plus puissante
qu'elles; mais je doute qu'elle y parvienne sans le secours de la même inspiration qui m'a fait écrire ces lignes.

Raisonnement qui m'a mis sur la voie.

On a épuisé, m'a dit la voix intérieure qui guide l'intelligence, tous les
systèmes qui attribueraient le choléra à une altération des substances VÉGÉ-
TALES OU ANIMALES ; à la contagion de proche en proche, d'individu à individu,
depuis les lieux d'origine de ces altérations jusqu'à nous ; à des *animalcules*
l'apportant des mêmes lieux, je ne sais à l'aide de quels moyens de locomo-
tion ; il n'y a pas enfin de supposition plus ou moins rationnelle, plus ou
moins absurde, que l'on n'ait faite pour expliquer ce mystère ; on n'a oublié
qu'une partie importante de la PHYSIQUE DU GLOBE, qu'on a impitoyablement
soustraite à toute exploration dans le sens de l'explication cherchée : le règne
MINÉRAL; une seule science que l'on a mise de côté : la MÉTÉOROLOGIE dans ses
rapports avec ce règne ; précisément les deux moyens d'investigations proposés à l'intelligence scrutatrice des secrets de la nature, par M. Ch. Martins
dans la belle introduction que j'ai citée plus haut.

. À peine cette voix finissait-elle de se faire entendre à ma pensée, que le
problème était résolu pour moi ; et dans mon empressement à soumettre aux
investigations de mes maîtres la solution qui m'était apparue, en lui donnant
de la publicité, je me hâtai d'annoncer le point culminant de cette solution,
par ma lettre du 4 novembre 1848 au rédacteur du journal le plus près de
ma localité : le *Droit commun* de Bourges qui l'inséra dans son feuilleton du
14 du même mois, en même temps que la critique du système de M. Pauwels
sur le même sujet. Plus tard j'ajoutai quelques développements à ma théorie, que j'adressai à M. le ministre de l'instruction publique, lequel me

manda l'avoir transmise à l'Académie nationale de médecine, où probablement elle n'a pas été jugée digne d'une discussion sérieuse, car je n'en ai plus entendu parler.

Ayant ainsi fait mes réserves quant à la question de priorité, je passe à l'exposé de ma théorie, qui est en effet plutôt du ressort de l'Académie des sciences que de l'Académie de médecine; l'application ne doit marcher qu'à la suite de la théorie.

Entrée en matière.

Le choléra prenant naissance sur les frontières *sud* et *sud-est* de l'Indostan et de la Chine, exclusivement à toute autre partie du globe, c'est dans ces contrées que j'ai dû chercher les causes occasionelles du fléau.

Selon moi, le choléra-morbus asiatique serait formé de VAPEURS OU POUSSIÈRES produites par des feux souterrains tenant accidentellement en fusion des MÉTAUX divers avec leurs gangues plus ou moins délétères.

Ces poussières, d'une ténuité telle qu'elles échappent à l'investigation microscopique, seraient répandues dans l'air par les INNOMBRABLES VOLCANS, FISSURES OU CREVASSES de la terre, situés dans les nombreuses îles et archipels de l'OCÉANIE. *Inoffensives* dans leur état métallique simple, elles passeraient plus tard à l'état *vénéneux,* par leur combinaison avec les divers agents chimiques qu'elles rencontreraient dans l'atmosphère pendant le long trajet qu'une force invisible les oblige à faire pour se rendre au pôle magnétique du monde. .

Cette opinion, fondée comme l'on voit sur la *physique du globe* et la météorologie, selon le programme de M. Martins, repose sur des *faits positifs,* et aussi sur les conséquences rationelles qui en résultent, lesquelles ne sont peut-être encore que des conjectures dont le temps et l'expérience pourront seuls déterminer le véritable caractère.

Ces faits et leurs conséquences rationelles vont être successivement passés sous les yeux de la docte assemblée.

1° C'est un fait constant que le choléra asiatique ne commence à se manifester sur le continent que dans la partie *sud* et *sud-est* de l'Indostan et de la Chine, d'où il parvient toujours par les mêmes voies au pôle magnétique, répandant la désolation et la mort sur son passage.

2° C'est encore un fait constant qu'au *sud* et au *sud-est* de l'Indostan et de la Chine, il existe une vaste étendue de mer appelée *Océanie,* couverte d'îles la plupart réunies en groupes, sous le nom d'*archipels.* Ces îles abondent en

substances MINÉRALES de toutes sortes et en VOLCANS, FISSURES et CREVASSES je-
tant, lors des éruptions surtout, d'innombrables vapeurs dans l'atmosphère ;
l'un de ces groupes d'îles, dont Bonin est le chef-lieu, porte même le nom
d'*archipel* volcanique. « Aucune partie du monde (l'Océanie), dit le savant
« géographe Balbi, n'offre un aussi grand nombre de volcans : Java en
« compte *au moins quinze,* Sumatra *cinq,* Sumbhava et Florès *plusieurs,* etc..
« etc.» Le même auteur donne en même temps le détail des nombreuses mines
de *cuivre,* d'*étain,* de *plomb,* de *fer,* d'*or,* etc.. etc., qu'on rencontre dans
ces archipels.

Or, y a-t-il de la folie à admettre que des volcans entretenus par des ter-
rains renfermant tant de substances minérales, produisent des vapeurs de nature métallique ?

N'a-t-on pas expérimenté, par exemple, que le cuivre, entré en fusion à
une chaleur de 27° du pyromètre de Wedgewood, exhale une vapeur qui.
soumise à une condensation immédiate, fournit abondamment le métal dans
un état de *division extrême ?*

Ce point admis, y a-t-il de l'inconséquence à admettre aussi que le métal,
réduit à cet état de poussière, suspendu dans les airs au milieu du fluide magnétique, reçoive l'aimantation au simple contact de ce fluide ; quelle que
soit d'ailleurs la nature du métal lui-même, puisque les belles expériences de
M. Dove, de Berlin, nous ont appris que tous les métaux; en général, sont
susceptibles d'être *aimantés.*

Et si les poussières métalliques ont reçu l'aimantation, ne doivent-elles
pas obéir à la loi qui pousse les métaux aimantés dans la direction du pôle
nord-ouest, à l'exemple de l'aiguille de la boussole, qui, si ce n'était sa pesanteur spécifique et qu'elle est fixée à sa boîte, s'en irait emportée comme
un atome vers ce rendez-vous général de l'*électricité ?* Je reviendrai plus
tard sur cette autre face de la question que je traite et qui semblerait résoudre un autre problème.

On a dès à présent le point fondamental de ma théorie, que je vais chercher à justifier par les conséquences mêmes qu'elle produit.

Développement de mon système et réponse à quelques objections.

Je dis donc que les vapeurs ou poussières métalliques suspendues dans
les airs à leur sortie des volcans de l'Océanie, s'y *aimantent* au simple contact du fluide magnétique, attendu leur grande ténuité, et sont entraînées

par le courant vers le pôle magnétique. Les géographes et les marins
placent ce pôle sous le 70ᵉ degré de latitude nord et le 100ᵉ de longitude ;
du moins l'atlas de Delamarche l'indique ainsi sur sa planche n° 35.

Parties des divers points de la Polynésie et de la Malaisie dans cette direction, elles arrivent sur le continent de l'Inde ou de la Chine, selon la latitude équatoriale des lieux qui les ont produites, ayant déjà pour la plupart (les
moins élevées), acquis dans leur traversée des mers du Bengale ou de la
Chine, des propriétés délétères par leur oxidation ou toute autre combinaison chimique. Cette faible partie transformée des poussières métalliques que
j'appellerai désormais MIASMES, toujours la première arrivée sur le continent,
naturalise pour ainsi dire le choléra dans ces contrées où il est *endémique*,
mais où il n'est pas alors aussi meurtrier que dans les pays plus éloignés où
la masse des poussières converties en miasmes arrive *saturée* de propriétés
toxiques. S'il en était autrement, il y a longtemps que Calcutta et les villes
voisines auraient disparu de ces continents.

Les combinaisons délétères qui transforment les *poussières* métalliques en
miasmes pernicieux ne pouvant s'opérer sans le concours de l'humidité et
parfois de l'acide carbonique , cette circonstance expliquerait pourquoi le
choléra se montre avec plus de rigueur dans les lieux bas et humides, ainsi
que dans les grandes villes et au milieu des agglomérations d'hommes qui
exhalent beaucoup de cet acide ; tandis que les poussières qui le produisent
ne font que passer *inoffensives* au-dessus des plateaux granitiques, secs et
élevés, attendu qu'ils sont encore dans leur état métallique simple.

Indépendamment de la force magnétique qui entraîne les vapeurs métalliques vers notre pôle nord-ouest, ces vapeurs obéissent aussi dans leur long
trajet à des *attractions particulières* qu'elles rencontrent sur leur route et qui
peuvent en détourner une partie, tandis que l'autre partie qui a échappé à
ces attractions continue à suivre sa route primitive ; en sorte que la partie
des poussières ainsi détournées accidentellement vers *le midi*, par exemple,
semblerait donner un démenti à ma doctrine ; c'est même une objection
que l'on m'a faite, mais qui tombe devant la marche suivie en France par le
choléra de 1848, ci-après exposée, et les diverses considérations sur lesquelles est appuyée la théorie renfermée dans cet écrit.

Témoignages indirects de la rationalité de ma doctrine.

Ainsi la colonne cholérifère entrée sur le territoire français par *Valen-*
ciennes, par exemple, rencontre en cette ville une VOIE DE FER dont l'attrac-

tion pour les métaux aimantés est connue ; soudain cette colonne se divise ;
la partie des poussières la moins rapprochée des rails a suivi sa direction vers
le nord-ouest et sévi à *Douai* et dans le département du *Pas-de-Calais*, tandis que l'autre s'est dirigée sur Paris, soit à cause de son attraction pour le
fer, soit par le déplacement de la colonne d'air local opéré par la vitesse du
convoi, et qui se trouve remplacée successivement par un air étranger à la
localité ; donnant ainsi à croire à l'observateur que les miasmes cholérifères
marchent indifféremment dans toutes les directions.

Suivons à présent cette déviation. La partie ainsi détournée de sa route et
continuellement renforcée par les nouvelles poussières arrivées, sévit à Paris,
toujours après leur transformation en *miasmes* pestilentiels. Celles restées à
l'état métallique reprennent leur direction du nord-ouest, surtout à mesure
que les attractions particulières deviennent moindres, et envahissent les départements situés sur cette zône, où elles font des ravages si elles trouvent à
se combiner avec des agents qui leur donnent des propriétés délétères. C'est
ainsi que la *Somme,* qui se trouve au nord-ouest du chemin de fer du Nord,
a d'abord été épargnée et n'a été envahie que dans les derniers temps, ainsi
que les départements de l'*Eure,* la *Seine-Inférieure,* etc.; puis l'*Eure-et-Loir*
par la voie de fer de Chartres; puis Orléans, et ensuite le *Loir-et-Cher,* l'*In-
dre-et-Loire* et la *Loire-Inférieure* par l'embranchement de Tours, etc., et,
chose qui fortifie mon système, on n'a pas vu encore le choléra se manifester
dans les départements de l'est, où, s'il doit y pénétrer, il arrivera par l'Allemagne ou la Suisse, si tant est que la seconde colonne dont il sera parlé
plus tard y arrive.

Au surplus, l'exposé officiel des progrès du choléra dans les départements,
publié le 15 de ce mois par le *Constitutionnel* et confirmé par les journaux
de médecine, donne par le fait pleinement raison à ma théorie. « Malheu-
« reusement, dit cet exposé, l'épidémie gagné les provinces ; elle a régné
« et règne encore dans trente-trois départements, et, *chose remarquable,* tan-
« dis que les départements du nord et de l'ouest sont *à peu près tous* AT-
« TEINTS, ceux de l'est ne le sont pas encore ; et sauf *quelques cas isolés* et
« pour ainsi dire *uniques* (dont le germe a sans doute été pris à Paris) *tous*
« *sont entièrement préservés.* Vers le centre et le midi, le choléra ne dépasse
« pas une ligne transversale qui, partant de la *Loire-Inférieure,* viendrait
« aboutir à la *Nièvre,* qui serait au sud et à l'est la limite de l'épidémie. »
On conviendra que, si cet exposé est exact, on ne pourrait trouver un
meilleur appui à ma doctrine.

Suite des développements.

Mais si celle-ci s'est réalisée cette année pour les départements de l'est et du sud, il ne faut pas en induire que ceux-ci soient toujours, par leur position géographique, à l'abri du fléau ; 1832 a prouvé le contraire pour certains d'entre eux.

Pour se rendre compte de cette apparente anomalie, il faut savoir que la théorie que je soutiens et l'*expérience des précédentes invasions* font suivre au choléra deux voies principales, séparées à leur origine par l'écartement des latitudes équatoriales qui leur servent de point de départ, et à leur arrivée sur le continent par les monts Himmalaya, les montagnes du Thibet et les plateaux de la Haute-Asie.

La première colonne qui entre sur le continent par la Chine réunit les produits des volcans situés au nord de l'équateur dans la Polynésie, savoir : ceux de l'archipel Bonin, dit *Volcanique*, des îles *Marianes*, de l'archipel du Japon, des îles *Carolines*, du nord de *Bornéo, Luçon*, etc. Cette colonne, pour se rendre au pôle magnétique, traverse la Chine, la Haute-Asie, la Russie, la Suède, la Pologne, la Hollande, l'Angleterre, la Belgique et les départements nord et nord-ouest de la France.

La seconde, qui entre sur le continent par la presqu'île de l'Inde, réunit les produits des volcans situés *sur* ou *au sud* de l'équateur, dans la *Malaisie*, savoir : ceux du sud de *Bornéo*, de *Sumatra*, de *Java*, de *Célèbes*, de *Timor*, de *Sumbhava*, *Florès*, les volcans vaseux d'*Arakan*, celui de l'île *Barren*, etc. Cette colonne se dirige au pôle magnétique par Calcutta, Bombay, l'Hindostan, la Basse-Asie, l'Arabie, la Turquie d'Asie et d'Europe, l'Egypte jusqu'au Caire, la Hongrie, l'Autriche, et la partie méridionale de la France où elle pénètre par la voie de Marseille, se dirigeant sur l'Amérique septentrionale.

Les montagnes de la Suisse et les Alpes, en obligeant les poussières métalliques à s'élever à une grande hauteur dans l'atmosphère, n'en descendent que graduellement, tout en poursuivant leur direction primitive, décrivant ainsi une sorte de parabole qui les précipite sur une localité éloignée ; couvrant ainsi les lieux intermédiaires de sa voûte protectrice.

Cette hypothèse expliquerait pourquoi le choléra procède très souvent *par saut et par bond*, passant immédiatement d'une localité à une autre éloignée, sans se manifester dans les lieux intermédiaires. C'est ce qu'on a vu dans l'automne de 1832, où le choléra arrivé dans les *Bouches-du-Rhône* par la voie de mer, venant de l'Egypte, et ayant cruellement sévi à Marseille, a été subitement transporté dans *la Gironde,* sans envahir les départements situés entre ces deux régions. On peut également attribuer cette anomalie soit à la pesanteur spécifique des poussières qui les maintient à une certaine hauteur, soit aux perturbations météorologiques, surtout lorsque des vents impétueux, soufflant dans la direction du pôle magnétique, joignent leur force pulsative à la force attractive de ce pôle. Au reste, ce même mode de propagation du choléra *par saut et par bond* se présente fréquemment, et semble donner au fléau une allure capricieuse qui n'est due qu'à la force des choses.

Les deux colonnes dont nous venons de parler n'arrivent pas en France en même temps, et cela par plusieurs raisons. Il faudrait d'abord que tous les volcans situés dans l'Océanie fussent à la fois en éruption ; il faudrait aussi que la distance à parcourir fût la même ; il faudrait encore que les attractions particulières dont nous avons parlé plus haut, telles que les cours d'eau, les voies de fer, les vents impétueux soufflant dans la direction magnétique, se trouvassent identiquement les mêmes, ainsi que les obstacles tels que les circonstances météorologiques perturbatrices, les hautes montagnes à franchir ou à tourner, et autres inconnus. Or, l'expérience nous a appris que la colonne septentrionale arrive toujours la première. Nous attendons et craignons de voir arriver la seconde, que les journaux plus ou moins véridiques de l'Allemagne nous assurent sévir en ce moment à Presbourg et à Vienne.

De sorte que si nous voyons arriver le choléra dans nos départements de l'*est* ou du *midi,* ce ne sera pas certainement le même que celui qui règne à Paris et dans nos départements du nord-ouest.

Il en est de même pour les cas de réapparition du fléau dans une localité où il avait cessé de sévir. Ces prétendues réapparitions ne sont pas dues à une *rétrogradation* des miasmes, mais à l'arrivée par la même route de nouveaux miasmes retardés par les divers obstacles qu'ils ont trouvé sur leur chemin, ou à une nouvelle émission volcanique.

L'interruption, même pendant plusieurs années, du choléra dans nos contrées ne peut être opposée à ma théorie. On sait bien que les volcans, en général, ne sont pas toujours en éruption ; le Vésuve et l'Etna, plus rapprochés de nous, en font foi. Ce n'est d'ailleurs que lors des grandes et générales émissions volcaniques de l'Océanie, que les vapeurs ou poussières métalliques, répandues en grandes masses dans l'atmosphère, peuvent arriver jusqu'à nous. Quand il n'en sort que de faibles parties, celles-ci s'épuisent bientôt, soit par leur précipitation successive sur les premières contrées ou s'opère leur transformation en miasmes délétères, soit par leur prompte arrivée à leur destination.

Bref, il y a *interruption*, *récrudescence* ou *rémission* du choléra, selon le manque d'éruptions volcaniques, la fréquence, l'intensité des éruptions produisant des vapeurs plus ou moins chargées de parties métalliques, l'arrivée plus ou moins accélérée ou retardée de ces vapeurs, leur transformation délétère, etc., etc.

Cette distinction doit aussi nous servir à nous rendre compte de la différence de gravité des cas de choléra.

Lorsque la masse des miasmes en circulation est peu considérable, qu'ils sont d'ailleurs dispersés dans l'espace, leur absorption par les individus est plus rare et moins intense; tandis que, lors des grandes émissions, les individus qui ont le malheur de se rencontrer au milieu de ces poussières malfaisantes en absorbent nécessairement à la fois une plus grande quantité. Les premiers n'ont que la *cholérine*, tandis que les autres ont le *choléra prononcé* plus ou moins *foudroyant*. Il y a entre eux la même différence qu'entre celui qui a peu mangé d'un mets empoisonné et celui qui en a mangé beaucoup. Quant à ceux qui, guéris une fois soit de la cholérine soit du choléra, sont de nouveau saisis par le fléau, cela prouve qu'il y a dans leur organisation une grande faculté absorbante et qu'ils ont été exposés une seconde fois au hasard d'une nouvelle absorption.

Mon système explique ce que nul autre n'a encore abordé.

On doit déjà être convaincu que le point culminant des investigations relatives au choléra asiatique est tout d'abord de découvrir la CAUSE de sa marche constante dans la direction du pôle magnétique, à travers une immense étendue de terres, de mers, de montagnes, et une différence notable de climats, de températures et de saisons.

Quant à ses EFFETS, ils ressemblent beaucoup à ceux produits par d'autres affections, surtout par l'empoisonnement.

Or, jusqu'à présent, tous les systèmes proposés ont trait aux moyens à employer pour porter remède aux EFFETS pernicieux produits par le fléau sur les lieux de son passage, mais non sur la cause première qui l'oblige à venir nous visiter de si loin et par le même chemin : circonstance insolite dans les fastes de la médecine. Aussi cette science en est-elle réduite à la médication des symptômes. lesquels étant les mêmes dans plusieurs maladies, ne permettent pas à l'homme de l'art d'asseoir son diagnostic d'une manière rationelle. C'est ce que nous a prouvé l'expérience de deux invasions, pendant lesquelles le plus grand nombre des malades a succombé, malgré l'intelligence, le zèle, le dévoûment qu'ont montré les maîtres et les adeptes dans l'art de guérir. On ne peut en tirer d'autre conséquence. sinon qu'ils se sont trompés sur la véritable cause de l'affection cholérique, qu'ils ne l'ont pas assez étudiée sous ce rapport, ou qu'elle est un fléau impénétrable à la science humaine !

Hélas! je crains que le choléra ne soit en effet un fléau dont Dieu se sert pour rappeler l'homme à l'observation de sa loi, selon la menace qu'il lui en a faite, comme l'exprime le texte *hébreu* de la Bible, ainsi traduit par la Vulgate : *Augebit Dominus plagas tuas et plagas seminis tui, plagas magnas et perseverantes. infirmitates pessimas,* CHOLAÏM-RAÏM. (Deutéronome, chap. 28, § 59.)

CHOLI-RA *est aliud malum quod vidi sub sole et quidem frequens apud homines.* (Ecclesiaste, chap. 6.)

Dans tous les cas, cette citation prouve que le choléra et sa RAISON D'ÊTRE ont été signalés dès la plus haute antiquité ; et que si la science humaine n'a pu trouver un spécifique contre ce fléau, c'est que, conformément à nos livres saints : « les jugements de Dieu sont des abîmes; qu'il est bien permis à l'homme d'y jeter quelques clartés, mais qu'il est au-dessus de sa portée d'en éclairer toutes les profondeurs. »

Peut-être le seul moyen d'acquérir cette lumière serait le retour à la loi divine, dont la violation est indiquée par la Bible comme la cause du fléau ; la Bible, dont Fichte, l'un de nos plus célèbres rationalistes allemands, a dit, après toutes ces vaines recherches, « que c'est *en définitive* le livre auquel il faut que toute philosophie revienne, » et dont le grand Newton a dit : « qu'il trouvait plus de marques certaines d'authenticité dans la Bible que dans aucune autre histoire profane. »

Observations nouvelles qui donnent plus d'autorité à une partie de ma doctrine.

J'étais donc le seul jusqu'ici qui eût commencé, comme on dit, *par le commencement,* les investigations nécessaires pour découvrir la vérité; lorsque viennent d'apparaître des observations positives, non pas sur la cause

SPÉCIALE du trajet vers le pôle magnétique des miasmes cholériques originaires de l'Océanie, mais sur la CAUSE qui produirait le choléra en tout pays, ce qui n'est pas la même chose. Toutefois, ce qu'il y a d'important pour moi dans le travail consciencieux dont je veux parler, c'est que *par le fait* il confirme entièrement ma doctrine, en ce que celle-ci donne précisément la cause première du système dont le savant auteur cherche à se rendre compte et à laquelle je n'adhère que sous toutes réserves.

J'avais prévu et expliqué d'avance le résultat de ces observations.

Le *Journal des Connaissances médico-chirurgicales,* ayant sans doute eu vent du travail dont j'ai parlé plus haut, transmis à l'Académie de médecine par M. le ministre de l'instruction publique, fit mention de cette circonstance dans son numéro du mois d'avril dernier, en me donnant le titre de *docteur en médecine.* Ne prétendant pas à un honneur semblable et ne voulant pas me parer d'un titre qui ne m'était pas dû, j'écrivis au rédacteur de ce journal pour le prier de rectifier le fait dans un de ses prochains numéros, et en même temps je lui fis connaître d'une manière très concise la base essentielle de mon système. Or, dans ma lettre, dont ce journal a inséré une partie dans son numéro de juin, page 227, je rangeais au nombre des faits qui paraissaient appuyer mon système « l'observation faite à Saint-Pétersbourg en « 1848, lors du passage du choléra en cette ville, des perpétuelles oscilla-« tions de l'aiguille aimantée et de la diminution de puissance des appareils « électriques et magnétiques, *dues sans doute,* disais-je, *à la présence dans* « *l'atmosphère de nombreuses poussières métalliques,* LESQUELLES ROMPAIENT « L'ÉQUILIBRE QUI, dans un état normal, doit régner entre L'ÉLECTRICITÉ AT-« MOSPHÉRIQUE et L'ÉLECTRICITÉ TELLURIQUE (positive et négative). »

Or voilà que des observations nouvelles faites récemment avec beaucoup de soins et d'intelligence à Paris, par un savant physicien, M. Andraud, et transmises par lui à l'Académie des sciences, viennent indirectement donner raison à l'interprétation contenue dans ma lettre du mois d'avril, que je viens de transcrire.

La lettre de M. Andraud, que l'Académie doit bien connaître puisqu'elle lui a été adressée, rend compte des expériences auxquelles il s'est livré, et qui établissent d'une manière positive : « que la puissance de ses appareils électriques qui donnent ordinairement, après deux ou trois tours de roue, des *étincelles fulgurantes de cinq à six centimètres,* a diminué ou augmenté *selon l'intensité plus ou moins élevée du choléra ;* que, dans les journées si menaçantes des 4, 5 et 6 juin, elle n'a donné que de *simples crépitations sans étincelles ;* et le 7 juin, jour néfaste du *maximum* de l'intensité, elle a été ENTIÈREMENT MUETTE.....; le 8 juin, au matin, *de faibles étincelles* ont reparu....; enfin, le 9 juin, tout est rentré dans l'ordre. » etc., etc.

Cette lettre se termine ainsi : « La question me semble parfaitement « éclaircie. La nature a mis dans l'atmosphère une certaine *masse d'électricité* « qui contribue au maintien et à l'entretien de la vie. Si, PAR UNE CAUSE « QUELCONQUE, cette masse d'électricité vient à être *amoindrie* et quelquefois « *appauvrie jusqu'à épuisement,* qu'arrive-t-il? Tout le monde souffre. Ceux « qui portent avec eux un approvisionnement suffisant d'électricité person- « nelle résistent, ceux qui ne peuvent vivre qu'en faisant des emprunts « d'électricité à la masse commune qui se trouve épuisée, périssent. Ainsi « s'expliquent avec clarté et d'une manière toute rationelle non seulement « le choléra, mais aussi toutes les épidémies qui, de temps à autre, viennent « affliger l'humanité. »

Or, sans me prononcer sur ces dernières conclusions de M. Andraud, je prends acte de ses observations si judicieuses, et je dis : que *la cause quelconque qui amoindrit ou appauvrit jusqu'à épuisement l'électricité rivifiante de l'atmosphère et produit le choléra,* est toute trouvée dans la théorie que je présente à l'Académie. Cette cause ne serait autre, je le répète, que la présence accidentelle dans les lieux envahis, d'une partie plus ou moins considérable de poussières métalliques qui, par leur propre nature, s'empareraient de tout ou partie de l'électricité atmosphérique, l'entraîneraient avec elles vers le pôle magnétique et y produiraient un autre phénomène dont je parlerai tout à l'heure.

Alors, soit que l'absence de l'électricité atmosphérique constatée par M. Andraud et *dont il déclare ignorer la cause,* produise en effet le choléra, selon le système de ce savant que j'ai cherché à expliquer plus bas;

Soit que les poussières métalliques (dont la présence est nécessaire dans les deux systèmes) agissent par voie *d'empoisonnement* quand elles ont acquis des propriétés délétères, selon ma théorie;

Il n'en est pas moins vrai que celle-ci expliquerait rationellement la nature malfaisante du choléra dans les deux systèmes. Selon moi, les poussières métalliques prennent un caractère vénéneux par leur oxidation ou autre combinaison délétère, et *empoisonnent ;* selon M. Andraud, l'électricité disparaît de l'air atmosphérique sans qu'il en désigne la cause, et *son absence tue*. Or, cette cause inconnue se trouve signalée dans ma théorie par la présence dans l'atmosphère de substances absorbantes de l'électricité.

Au surplus je suis prêt à renoncer à la partie de cette théorie relative à la transformation des poussières métalliques en miasmes toxiques, si M. Andraud répond victorieusement à cette objection : L'électricité atmosphérique venant à diminuer ou à manquer, par une cause quelconque, dans les lieux envahis par le choléra, ne serait-elle pas immédiatement remplacée par celle des localités voisines non envahies, s'il est vrai que cette électricité tend toujours à conserver l'équilibre qui la répartit également dans la nature?

Je crois que M. Andraud détruirait plus facilement l'objection en disant que, par suite du manque momentané d'électricité *atmosphérique*, l'électricité *tellurique* domine seule. Mais il faudrait prouver que celle-ci est dépourvue du principe vital, ce qui justifierait sa dénomination de *négative* que je lui ai donnée, je ne sais pourquoi, dans ma lettre textuellement citée, page 15 ci-dessus.... Grande question à examiner !

Induction remarquable à tirer des observations de M. Andraud.

En admettant le manque possible d'électricité atmosphérique de quelque durée dans une contrée de la terre, je pense que les heureuses observations de M. Andraud contiennent le germe d'une grande révolution dans la *physico-chimie organique*.

Ainsi, l'oxigène serait détrôné par l'électricité pour laquelle il a tant de sympathie ; et cet élément chimique ne jouerait plus qu'un rôle subalterne dans la plupart des combinaisons dont il est aujourd'hui le principal agent. Il faudrait, en employant cette base de presque tous les composés chimiques, lui adjoindre la quantité d'électricité nécessaire pour opérer la liaison intime des éléments divers de ces composés.

Déjà cette révolution était renfermée dans quelques opérations de la chimie actuelle. Par exemple, lorsque vous voulez obtenir de l'eau artificiellement par la combinaison de ces deux éléments, l'oxigène et l'hydrogène, n'êtes-vous pas obligé d'y adjoindre l'étincelle électrique qui parfait cette combinaison? Jusque-là vous n'avez qu'un simple mélange.

Pourquoi n'en serait-il pas de même dans cette opération si essentielle à la vie : l'acte de la respiration dans laquelle s'accomplit l'hématisation du sang? Vous dites qu'il se produit dans l'hématose une véritable *combustion du* carbone contenu dans le sang veineux, laquelle produit et entretient la chaleur normale du corps humain ; c'est que vous supposez sans doute qu'en aspirant l'air atmosphérique, vous aspirez en même temps l'électricité sans laquelle il n'y a pas de combustion complète. Or, si par une circonstance telle que celle constatée par les observations de M. Andraud, l'air atmosphérique est plus ou moins dépourvu de cette électricité, que doit-il arriver? Hélas! *ce qui arrive dans le choléra :* l'hématose est incomplète ; le sang manque de cette chaleur qui le maintient à l'état liquide et en facilite la circulation ; la digestion, qui a besoin de cette chaleur pour achever de *cuire,* passez-moi le mot, les aliments ingérés dans l'estomac, s'opère mal d'abord et bientôt ne s'opère plus ; de là les dérangements d'estomac, les coliques, les vomissements, les diarrhées ; *l'absence du calorique dans le sang produit le froid dans tout le système* et coagule le sang ; la circulation languit, puis cesse tout-à-fait avec la vie.....

Honneur donc et reconnaissance à M. Andraud d'avoir eu l'idée si évidemment providentielle d'obtenir, par des *observations spéciales,* la confirmation des variations électriques indiquées par le *hasard* à Saint-Pétersbourg, et d'en avoir si judicieusement apprécié le résultat.

Pour ce qui me concerne, je me félicite d'être pour quelque chose dans ce système, s'il est définitivement admis par l'expérience. M. Andraud n'a pas sans doute cherché ou a vainement cherché la cause du manque d'électricité dans l'air atmosphérique. De mon côté, le fond de mon système consiste à prétendre qu'il existe dans l'atmosphère, en temps de choléra et sur la ligne magnétique de l'Inde au pôle, des vapeurs ou poussières métalliques de nature à se saturer de l'électricité qu'elle contient. Nous aurions donc trouvé, à nous deux, la solution du problème. Seulement j'apporte en outre une mise bien importante dans cette association : l'explication du mystère impénétré jusqu'alors de la marche constante du choléra des extrémités de l'Inde et de la Chine au pôle magnétique du monde, et, ce qui a aussi sa portée, celle de l'effet mortel produit dans l'économie humaine par l'absence plus ou moins absolue de l'électricité dans l'air nécessaire à la vitalité.

Données sur la cause des aurores boréales.

J'ajoute que les deux systèmes combinés d'absorption de l'une des deux électricités et de son entraînement vers le pôle magnétique par et avec les poussières métalliques, mettraient peut-être sur la voie de résoudre le problème des *aurores boréales*, qui ne se manifestent jamais que dans cette région. Je me rappelle au surplus que le dernier de ces phénomènes, apparu le 17 novembre 1847, avait, si l'on en croit certains journaux, été précédé d'*une formidable éruption des volcans de l'Océanie.* Ce rapprochement, que j'ai fait moi-même dans le temps, me paraîtrait de nature à mériter de la part de l'Académie, des informations précises que ses rapports avec les nombreuses sociétés savantes répandues sur la surface du globe lui rendraient plus faciles à obtenir.

Les signes manifestés par les aurores boréales semblent d'ailleurs justifier mon hypothèse : des simples lueurs, des jets et flots de lumière, des éclairs, des feux *de mille couleurs,* des lueurs de différentes formes et de *différents mouvements,* une *couronne lumineuse* vers le zénith, etc.

Or, *des feux de mille couleurs* ne vous font-ils pas un peu l'effet de feux semblables, produits par les artificiers à l'aide de *limailles métalliques* de diverses espèces? les différentes *formes* et *mouvements* observés ne seraient-ils pas le produit de l'inflammation *successive,* par l'étincelle électrique, des poussières ou vapeurs métalliques amassées à diverses hauteurs près du pôle, et dont les plus subtiles formeraient une *couronne lumineuse* vers le zénith ?

Résumé de la fusion des deux systèmes.

Ainsi que je l'ai dit plus haut, et dans le cas seulement où le manque d'électricité atmosphérique serait bien constaté par une suite d'observations intelligentes, comme celles de M. Andraud, je serais disposé à me ranger à sa doctrine, de préférence à celle de la transformation des poussières métalliques en miasmes vénéneux comme cause principale des effets cholériques, selon la théorie développée ci-dessus.

Alors les causes physiques du choléra seraient ainsi résumées dans les deux systèmes réunis.

1° *Direction constante du choléra d'orient en occident.* Exhalation par les innombrables volcans de l'Océanie de vapeurs ou poussières métalliques et métalloïdes d'une ténuité plus que microscopique, répandues dans l'air et obéissant au courant magnétique qui les entraîne vers le pôle nord-ouest. (*Système d'Agar seul.*)

2° *Amoindrissement ou appauvrissement jusqu'à épuisement de l'électricité de l'air.* Ces circonstances constatées par les variations de puissance de l'appareil électrique pendant la durée du choléra, en diminuant la masse normale d'électricité assignée aux besoins de la nature, détermineraient sur les individus dont la constitution exige une forte dose d'électricité pour faire jouer tous les ressorts de leur organisme, l'affection cholérique. *(Système Andraud.)*

3° *Justification de ce dernier système.* L'absorption de l'électricité atmosphérique s'opère au moyen des masses plus ou moins considérables de vapeurs ou poussières métalliques répandues dans l'air, lesquelles, comme l'on sait, sont très bonnes conductrices de l'électricité et l'entraînent avec elles vers le pôle magnétique, région des aurores boréales. *(Théorie d'Agar.)*

La désorganisation cholérique s'opère ainsi : l'air aspiré par les individus auxquels une haute dose d'électricité est nécessaire pour faire fonctionner leur organisme, étant plus ou moins dépourvu de cette électricité, ne produit qu'incomplètement l'hématisation du sang dans l'acte de la respiration, comme il a été dit, page 18 ci-dessus. *(Explication du système Andraud par M. d'Agar.)*

J'ajoute, à l'appui de l'opinion que j'ai émise plus haut, qu'indépendamment du dosage normal *d'oxigène et d'azote* composant l'air atmosphérique ASPIRÉ, il faut, pour que cet air produise la combustion du carbone du sang dans l'hématose, qu'il soit accompagné d'une suffisante dose d'*électricité*, laquelle paraît en effet manquer chez les cholériques. C'est ce que l'on peut déduire, indépendamment des observations de M. Andraud, des expériences des chimistes éminents dont les noms suivent : MM. Davy, Clanny, Barruel, Gueneau de Mussy, qui, dans l'air EXPIRÉ par les cholériques, n'ont trouvé que peu ou point d'ACIDE CARBONIQUE produit. *(Voy. la* Gazette *médicale du 26 mai 1832, tome* III *de la collection, page* 277.)

Incursion téméraire, APPARENTE, dans le domaine de la médecine.

Je sors ici des convenances, en m'occupant d'une chose à laquelle je suis totalement étranger ; mais la science médicale va voir par mes conclusions que je ne prétends nullement empiéter sur ses attributions, que, dans la circonstance surtout, je trouve parfaitement exercées.

Ainsi je dis d'abord que, dans les deux hypothèses que j'examine, et en général dans toutes les épidémies meurtrières comme celle régnante, la médication empirique offre peu de chances de succès, et que la médecine des symptômes doit toujours être la plus efficace. Le salut de près de la moitié des malades atteints du choléra témoigne suffisamment du zèle, du dévoûment, de l'intelligence et du savoir de tout le corps médical sans exception.

Admettons, pour un moment, mon hypothèse d'empoisonnement par les vapeurs métalliques transformées en miasmes vénéneux ; la médication de cet empoisonnement est hérissée des plus grandes difficultés, pour ne pas dire d'impossibilités. La première consiste à déterminer la nature du métal ou du mélange de métaux vaporisés par les volcans. La seconde, à reconnaître la nature des combinaisons délétères effectuées pendant le trajet. Or. il n'y a que le tâtonnement, l'expérimentation successive des antidotes connus contre l'empoisonnement par les substances minérales, joints à l'appréciation des symptômes produits, qui puissent indiquer un traitement rationel. Ces divers moyens demandent du temps, tandis que le fléau exige une prompte application de secours appropriés.

Quant à trouver un *préservatif* du fléau dans ce système, il n'y faut pas songer ; à moins de recourir à un isolement complet, seul moyen de prévenir une absorption possible des miasmes. Mais ce moyen, embarrassant et incommode dans tous les cas, ne pourrait parer complètement à ce mode d'invasion, attendu que les causes de l'absorption sont multiples. On se préserverait bien de l'absorption *cutanée,* en s'enveloppant d'un tissu imperméable à l'air, par exemple d'un taffetas légèrement enduit de *collodium ;* mais comment se parer des absorptions *respiratoire* et *alimentaire?*

Dans le système de M. Andraud, autre difficulté. Comment remplacer l'électricité nécessaire à l'air aspiré pour produire l'hématose? car, ainsi que je l'ai fait remarquer plus haut, c'est uniquement dans l'*acte de la respiration* qu'il faut introduire cet élément de la calorification et de la vitalité, et je pense que l'électricité parvenue par toute autre voie dans l'économie serait impuissante, témoin le peu d'efficacité du galvanisme.

Or, dans cet état de choses, la médication serait indiquée : il s'agirait d'introduire chez l'individu atteint du choléra, et *dès le début,* l'électricité qui lui manque ; mais c'est précisément la chose difficile.

C'est en effet, comme nous venons d'en émettre la pensée, à l'air qu'aspire le malade qu'il faut restituer l'électricité nécessaire, puisque c'est dans les poumons même qu'il faut opérer la réaction salutaire qui doit produire la calorification du sang et le rétablissement des contractions musculaires du cœur. Or, comment faire respirer au cholérique une dose quelconque d'électricité, et par quel moyen en calculer et opérer le dosage?

Cette médication offre donc, selon moi, peu de chances de réalisation possible.

Toutefois j'ose soumettre aux investigations de la physique et de la médecine quelques idées sur ce point.

Il faudrait d'abord que l'appareil fût très maniable pour pouvoir être mis
à la portée de tous les malades.

Quant au dosage de l'électricité à faire aspirer, le pouls du malade servi-
rait de mesure. On persisterait, tant que le pouls ne se relèverait pas ; on in-
terromprait ou l'on cesserait tout-à-fait les opérations, lorsque celui-ci indi-
querait des progrès vers le rétablissement de la vitalité, en évitant l'exalta-
tion.

Plein d'espérance dans l'efficacité de l'introduction de l'électricité dans la
respiration des cholériques (toujours dans le système Andraud), j'ai pensé
que s'il était possible de réduire l'appareil à la simplicité de la cigarette Ras-
pail, on obtiendrait les conditions désirées ; car la nature ne procède pas autrement que ne le ferait cet appareil.

Ce n'est pas, en effet, sous forme d'étincelle que cet élément de l'hématisation du sang pénètre dans les poumons ; la délicatesse de cet organe en serait offensée. On sait, en effet, que l'électricité, selon la forme et les proportions dans lesquelles elle est administrée, peut produire une légère exci-
tation, un érythème ou rubéfaction plus ou moins étendue, une vésication et
même une cautérisation plus ou moins profonde : et c'est là le danger qu'il
faut éviter.

C'est combinée avec l'air aspiré qu'elle produit l'hématose. Or, c'est précisément ce qui résulterait de l'appareil proposé, si sa construction répondait
aux exigences des lois physiques.

On introduirait dans un tube de verre plus bombé par le bas que par le
haut, à la façon d'une bouteille d'eau de Cologne, par exemple, sauf les
proportions qui seraient moindres, un corps électrisé bon conducteur, tel
que la moëlle de sureau, des grumeaux de braise de boulanger ou autres,
ayant soin d'isoler ce corps des deux côtés par des diaphragmes en tampons
ou réseaux serrés de fils de soie. Le malade aspirerait l'air nécessaire à la vie
à travers ce petit appareil que l'on chargerait successivement à l'aide d'un
électrophore manœuvré par le médecin.

Or, l'aspiration, en faisant passer *rapidement* l'air extérieur dans l'étroit
espace qui séparerait le corps électrisé des parois du tube isolant, produirait
un frottement suffisant pour enlever à ce corps l'électricité dont il est saturé
et l'entrainer avec lui dans les organes de la respiration.

Sans doute on se rira d'une semblable pensée qu'on pourra croire sortie d'un cerveau malade, mais qui certainement sort d'une intelligence peu familière avec cette partie des sciences physiques, circonstance qui aggrave mes torts. N'importe, je l'ai émise dans de bonnes intentions, et c'est ma seule excuse.

C'est aux hommes éminents que possède et qui illustrent l'Académie à apprécier et à juger le mérite de cet appareil, ou plutôt à en indiquer un plus approprié à son objet. Mais il ne saurait entrer dans l'esprit de ces hommes d'élite de repousser sans examen une idée d'amélioration, parce qu'elle serait émise par qui n'a pas une renommée de savant. Qu'on se rappelle l'infortuné *de Caus,* mort enfermé comme fou pour avoir soupçonné la puissance de la vapeur et l'avoir proposée à l'investigation de ses contemporains; et cependant la force motrice qu'elle produit est sur la voie de changer la face du monde!!!

Appel à l'indulgence de l'Académie et de mes lecteurs.

Je ne prolongerai pas davantage un exposé déjà trop étendu, mais que mon âge, mes infirmités, bien mieux encore mon manque de savoir et de spécialité ne m'ont pas donné le temps de faire plus court. Je demande pardon à l'Académie du peu de méthode qui règne dans cet écrit; j'ai fait un peu comme le choléra, qui, franchement, ne se montre pas très méthodique dans ses allures, et qu'il faut pour ainsi dire saisir *au vol,* tant il est difficile de le surprendre dans une voie régulière, si ce n'est peut-être celle qui signale sa fatale présence dans nos parages, comme je l'ai tenté.

Je m'applaudis toutefois d'avoir employé les derniers moments d'une vie qui compte de longs et j'ose dire bons services publics, à une recherche qui ne peut produire de ma part qu'une ERREUR SANS CONSÉQUENCE, si elle ne met pas providentiellement la science sur la voie d'UNE VÉRITÉ UTILE A L'HUMANITÉ.

Issoudun, le 19 juin 1849.

D'AGAR DE BUS.

www.ingramcontent.com/pod-product-compliance
Lightning Source LLC
LaVergne TN
LVHW010127060726
842524LV00005B/1785